AF503572

DE L'EXISTENCE

DES

FIÈVRES,

MÉMOIRE LU A LA SOCIÉTÉ DE L'ÉCOLE DE MÉDECINE.

Par A. F. CHOMEL,

Médecin attaché à l'hôpital de la Charité, Professeur particulier de Pathologie médicale, etc.

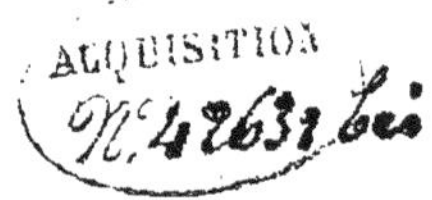

PARIS,

Chez CROCHARD, Libraire, rue du Cloître St.-Benoît, n°. 16.

1820.

DE L'EXISTENCE

DES

FIÈVRES,

MÉMOIRE LU A LA SOCIÉTÉ DE L'ÉCOLE DE MÉDECINE.

On s'accorde à comprendre sous la dénomination de *fièvres*, *fièvres idiopathiques*, toutes les maladies caractérisées par une marche aiguë, un trouble général dans les fonctions, indépendant de toute affection locale primitive: l'élévation de la chaleur et la fréquence du pouls sont aussi deux de leurs phénomènes les plus remarquables, et l'absence de toute lésion dans le cadavre des individus qui succombent est un de leurs traits essentiels. Or, se rencontre-t-il des sujets qui ayant offert un tel concours de phénomènes morbides, ne présentent après la mort dans leurs organes aucune altération appréciable? ou bien ce trouble de toutes les fonctions est-il constamment dû à une inflammation locale, dont les traces soient manifestes dans les cadavres? voilà la question que j'examine et dans laquelle je me renfermerai strictement. Je m'abstiendrai en conséquence de toute discussion relative à la distinction des divers genres de fièvres, aux dénominations sous lesquelles on les a désignées, aux moyens thérapeutiques qu'on leur oppose. Je ferai seulement remarquer que considérer les fièvres comme des maladies, n'est point en faire des *êtres* particuliers : les maladies ne sont que des modifications de la vie, et *l'existence des fièvres* comme celle des inflammations ne peut être admise que dans cette acception.

Si la question qui nous occupe se fût présentée dans un des siècles qui ont précédé le nôtre, la discussion aurait eu une forme bien différente. On eût de part et d'autre accumulé les passages des auteurs, interprété leurs opinions, sans penser peut-être à interroger la nature, à rassembler de nouveaux faits et à en déduire des conséquences rigoureuses. Les autorités étant alors d'un trop grand poids, peut-être aujourd'hui n'en tient-on pas assez compte. Je suis loin de prétendre que l'assentiment des médecins de tous les temps et de tous les lieux sur l'existence des fièvres, doive décider la question; mais je pense qu'un homme sage ne se déterminera pas légèrement à rejeter une opinion long-temps et généralement admise, et que jusqu'au moment où elle sera jugée, il conservera pour elle une prévention favorable.

C'est sur-tout dans l'observation des malades, dans l'ouverture des cadavres qu'on doit chercher la solution desirée; le raisonnement peut fournir aussi quelques lumières. Nous examinerons successivement la question sous ces divers points de vue.

I. Si l'on considère avec attention les diverses causes qui agissent sur le corps humain, soit dans la production des maladies, soit dans leur traitement, on est conduit à admettre que quelques-unes d'entre-elles agissent spécialement ou même exclusivement sur telle ou telle partie, tandis que d'autres, parmi lesquelles se rangent les substances nutritives, tendent à modifier peu-à-peu l'économie toute entière. Personne ne prétendra que les alimens végétaux et animaux, que ceux qui sont riches en matières assimilables et ceux qui en contiennent peu, soient indifférens pour la nutrition et que les qualités de l'air qu'on respire n'aient aucune influence sur les modifications qu'éprouve le sang qui traverse les poumons. Ces causes agissent d'une manière inconnue, mais elles agissent nécessairement sur toute l'économie; ceux même qui ont nié l'existence des fièvres, le reconnaissent et désignent ces causes morbifiques sous le nom de *causes générales*.

Par une singulière contradiction, après avoir prétendu qu'une maladie aiguë devait toujours être une maladie locale, et que le trouble général des fonctions était constamment le résultat d'une inflammation, ils ont considéré le scorbut comme une maladie de tout le système, comme une altération du sang et par suite de toutes les parties auxquelles il distribue les matériaux de la nutrition. Cette contradiction est d'autant plus remarquable qu'ils admettent un scorbut aigu, qui offre, comme on sait, une grande analogie avec les fièvres les plus graves. Enfin nous voyons ailleurs ceux qui regardent toute fièvre inflammatoire comme due à une phlegmasie locale, admettre une *excitation du* SYSTÈME *sanguin par la trop grande richesse* DE L'APPAREIL *chargé de conserver et de présenter aux organes les matériaux de leur nutrition.*

Or pourra-t-on considérer comme locale une affection qui sera due à un état particulier du sang et qui portera sur les vaisseaux capillaires de tous les organes? Je ne vois pas qu'on puisse raisonnablement soutenir une telle proposition.

II. Je me hâte de quitter cette fastidieuse dialectique, pour arriver aux preuves que fournit en faveur de l'existence des fièvres, l'observation clinique.

Il n'est aucun praticien, dégagé de prévention, qui n'ait fréquemment occasion de voir des malades chez lesquels toutes les fonctions offrent un trouble médiocre, sans qu'aucun organe paraisse plus spécialement affecté. La physionomie et l'attitude expriment le mal-aise, les mouvemens sont faibles, les sensations peu précises, les facultés intellectuelles et affectives sont obscurcies, la digestion, la respiration sont dérangées, le pouls est fréquent, la chaleur et les sécrétions altérées. Cet état est survenu rapidement, il dure un certain nombre de jours et cesse par degrés ou presque tout à coup. Tout porte à croire qu'aucun organe n'a été particulièrement atteint ; mais comme l'individu survit, il est impossible de le démontrer. Aussi les auteurs de la nouvelle doctrine ont-ils prétendu que dans tous ces cas, il existait une inflammation locale, et qu'elle pouvait être reconnue à des signes qui avaient échappé à leurs prédécesseurs. Toute douleur, fût-elle obscure, passagère, mobile ; tout changement dans la secrétion d'un organe, sont devenus des signes presque pathognomoniques d'une phlegmasie. Toutefois, la nature offrant encore des cas assez nombreux dans lesquels ces phénomènes fébriles ne sont accompagnés ni de douleur ni d'écoulement quelconque, il a fallu recourir à d'autres signes plus incertains encore : la rougeur des bords de la langue est devenue un signe de gastrite, la chaleur âcre de la peau, de l'entérite, et pour couper court à toute objection nouvelle, on vient de proclamer que la fréquence du pouls ne peut avoir lieu chez l'homme malade sans inflammation primitive ou sympathique de l'estomac, que ce viscère est nécessairement affecté dans tous les cas où ce phénomène se présente, lors même que l'affection première serait un phlegmon, un panaris, une plaie ; que la gastrite et l'entérite enfin compliquent toutes les maladies aiguës : une telle assertion n'a pas besoin d'être refutée.

L'observation clinique présente encore assez fréquemment un phénomène qui peut être de quelque poids dans la discussion qui nous occupe. Beaucoup de malades éprouvent tous les symptômes d'une fièvre idiopathique pendant deux, trois, quatre jours; à cette époque il survient un érysipèle une amygdalite, ou quelqu'autre phlegmasie, et les symptômes fébriles disparaissent.

III. Dans les fièvres graves, la mort frappe un certain nombre d'individus, et l'examen des cadavres doit lever toute espèce de doute. Or voici ce qu'on observe: 1.o Chez quelques individus on ne rencontre aucune altération appréciable. 2.o Chez d'autres on n'aperçoit qu'une rougeur légère, et souvent bornée à un très-petit espace du conduit digestif. 3.o Chez le plus grand nombre, les trois-quarts environ, on trouve des ulcères plus ou moins nombreux dans les intestins, vers la valvule iléo-cœcale; les glandes mésentériques correspondantes sont rouges et tuméfiées; la rate est souvent gonflée et convertie en une sorte de bouillie livide ou noirâtre. 4.o Dans quelques sujets on ne rencontre plus que des traces d'ulcères cicatrisés.

On a prétendu que l'inflammation du conduit digestif existait constamment chez les individus morts de fièvres graves. Cette assertion est plus que hasardée. En admettant que ceux qui ont nié l'existence des fièvres, eussent constamment reconnu ou cru reconnaître des traces d'inflammation dans les intestins ou l'estomac, il ne s'en suivrait pas que cette inflammation existât toujours: mille faits favorables à leur opinion ne détruiraient pas un seul fait contraire. Or nous pouvons affirmer que depuis douze ans que nous sommes attachés à divers hôpitaux, et notamment à celui de tous où l'anatomie pathologique a été le plus cultivée, nous avons eu d'assez nombreuses occasions d'ouvrir des sujets morts d'affections fébriles, chez lesquels il n'existait aucune altération appréciable dans le tissu des organes : MM. Fouquier et Lerminier, médecins de la Charité, ont fait, en plus grand nombre encore, de semblables observations. Si l'on objectait que chez quelques-uns des sujets dont je parle, le canal intestinal n'avait peut-être pas été ouvert dans toute sa longueur, que la moëlle épinière n'avait pas été examinée, je répondrais que depuis deux ans, plusieurs faits semblables s'étant offerts, je me suis astreint à examiner toutes ces parties avec l'attention la plus minutieuse, et que dans un certain nombre de cas, je n'ai trouvé aucune lésion appréciable. Je citerai entr'autres, trois sujets qui ont succombé à l'hôpital de la Charité, dans les mois de septembre et octobre 1818, dans les salles dont le service m'était confié ; je citerai plusieurs faits qui ont été publiés dans le Nouveau Journal de médecine, et qui ont été communiqués par MM. Récamier, Husson, Lerminier : les sujets de ces observations ont été ouverts publiquement, en présence d'un grand nombre d'élèves, dont plusieurs se croyaient intéressés à trouver des traces de phlegmasie. On a prétendu que dans ces cas la rougeur et la tuméfaction avaient pu disparaître après la mort: mais soutenir une supposition par une autre supposition, n'est-ce pas tourner dans un cercle vicieux? On a dit encore que la vie pouvait être interrompue par la douleur, avant que l'altération du tissu existât : mais, qui ne sait que la douleur est nulle ou presque nulle dans ces affections, et que beaucoup d'individus n'ayant succombé qu'après plusieurs semaines de maladie, la rougeur n'eût pas disparu aussi facilement.

Chez d'autres sujets, avons-nous dit, il n'existe que quelques taches rouges dans les intestins et l'estomac. Cette rougeur partielle paraît n'être d'aucune importance, parce qu'on la trouve dans les cadavres d'individus qui ont succombé à des affections d'un tout autre genre ou même chez ceux qui sont morts accidentellement. M. Magendie nous a dit les avoir très-fréquemment rencontrées, dans les chiens soumis à ses expériences. M. Lerminier a vu cette rougeur de la membrane muqueuse du conduit digestif, chez un maçon qui se tua en tombant d'un toît. M. le professeur Béclard a observé des taches semblables chez la plupart des individus suppliciés dont il a examiné les cadavres.

Dans le plus grand nombre des personnes mortes de fièvres graves, on trouve de la rougeur, du gonflement dans une portion plus ou moins étendue du conduit digestif, et des ulcères plus ou moins nombreux. Morgagni avait aperçu ces ulcères sur lesquels, dans ces derniers temps, MM. Prost et Petit ont particulièrement appelé l'attention des médecins; ces lésions sont très-communes, mais elles ne sont pas constantes, et si les symptômes des fièvres graves existent quelquefois sans elles, il est permis d'en conclure que ces symptômes en sont ou peuvent en être indépendans. Nous ferons remarquer encore qu'il n'y a pas un rapport exact entre le nombre et l'étendue des ulcères, et l'intensité des symptômes de la fièvre; que tel individu qui succombe avec les symptômes fébriles les plus intenses, n'a dans les intestins qu'un petit nombre d'ulcères, tandis que tel autre chez lequel ces symptômes ont disparu, et qui succombe à la diarrhée qui l'épuise, offre des ulcères très-étendus et très-nombreux. Enfin, dans quelques sujets, tels que celui qui est mort dans les salles de l'Hôtel-Dieu, et dont l'observation est consignée dans le premier volume du Nouveau Journal de médecine, les ulcères intestinaux sont tous complètement cicatrisés, bien que les symptômes fébriles, adynamiques et ataxiques, aient persisté jusqu'au dernier moment.

Des ulcères semblables à ceux que l'on rencontre dans les fièvres graves, existent dans la phthisie pulmonaire, dans la dysenterie chronique, et sont loin de produire des symptômes pareils à ceux de ces fièvres. On objectera peut être qu'une lésion qui se forme lentement produit d'autres effets que celle qui se développe avec rapidité : j'en conviens, mais je répondrai que nous connaissons aussi les signes de l'inflammation aiguë de l'estomac et des intestins, et que cette inflammation, lorsqu'elle se montre seule, a des traits fort différens de ceux qui appartiennent aux fièvres graves.

Toutefois la fréquence des ulcérations intestinales dans le cours des maladies qui nous occupent, offre une circonstance remarquable, et tout porte à croire qu'il existe entr'elles une liaison intime. Il est vraisemblable que dans beaucoup de cas où la diarrhée précède de long-temps le développement de la maladie à laquelle l'individu succombe, l'affaiblissement progressif du malade fait prendre à l'inflammation d'abord légère dont le conduit intestinal était le siège, un caractère facheux ; que là il existe vétablement une entérite gangréneuse ou adynamique ; mais il n'en est pas le plus ordinairement ainsi, et beaucoup de circonstances me portent à considérer les ulcérations comme n'étant, chez la plupart des sujets, que l'effet et non la cause de l'affection fébrile ; et voici sur quoi je fonde cette opinion.

1.º Les signes qui annonçent la formation des ulcères, tels que le météorisme, l'excrétion de matières sanieuses, la sensibilité du ventre et particulièrement du flanc droit, ne surviennent chez la plupart des sujets qu'à une époque assez avancée de la maladie, vers le dixième jour environ : dans plusieurs cas même, ce n'est qu'à cette époque que le dévoiement commence.

2.º Les ulcères occupent les parties du conduit intestinal, où les matières séjournent davantage, et où elles ont acquis des qualités plus irritantes :

on n'en trouve ni dans l'estomac ni dans le duodénum où les matières restent, il est vrai, assez longtemps, mais où elles n'ont pas encore subi beaucoup d'altération; ils sont très-rares dans le commencement et même dans toute la longueur du jéjunum; ils deviennent progressivement plus fréquens, plus larges, plus profonds dans les parties de l'intestin plus voisines de la valvule : ils sont très-rapprochés, très-étendus sur la valvule elle-même, à la fin de l'iléon, dans le cœcum et dans le colon ascendant : ils sont rares dans le reste des gros intestins, sans doute parce que les matières y séjournent peu, étant promptement expulsées dès qu'elles sont parvenues dans le colon transverse.

3.o Le siège des ulcères présente encore une autre circonstance qui vient à l'appui de l'opinion que j'ai émise : dans la portion mobile des intestins ils n'occupent en général que le côté opposé au lien membraneux auquel ces viscères sont suspendus, leur partie la plus déclive par conséquent. Dans le cœcum et dans le colon ascendant, dont la position est fixe et verticale, les ulcères occupent à-peu-près également toute la surface intérieure : quelquefois seulement la portion dorsale en offre davantage que l'antérieure, ce qui est encore conforme à la conjecture que nous avons proposée sur l'étiologie de ces ulcères.

4.o Des ulcérations analogues se forment dans diverses parties du corps, à une époque également avancée de la maladie; telles sont celles qui surviennent quelquefois dans l'intérieur de la bouche, sur les plaies des vésicatoires; telles sont sur-tout celles qui se montrent sur les tégumens du sacrum et des trochanters, et qui ont inévitablement lieu chez les malades qui ne sont pas tenus dans une grande propreté. Le contact des matières fécales et de l'urine concourt certainement avec le poids du corps à leur formation. Or, toutes ces ulcérations étant manifestement secondaires et déterminées à-la-fois par des causes locales et par la disposition générale du malade, il est très-probable que les ulcères internes se forment vers la même époque et sont dus au concours des mêmes causes locales ou de causes à-peu-près semblables.

Tels sont les motifs qui nous portent à considérer les ulcérations intestinales qui ont lieu fréquemment, mais non pas constamment, dans le cours des fièvres graves, comme étant très-souvent l'effet et rarement la cause des symptômes qui caractérisent ces fièvres. Ces motifs sans doute ne peuvent pas porter une conviction entière dans l'esprit, mais ils paraîtront peut-être suffisans pour donner à notre opinion un certain degré de probabilité.

Je n'ai parlé jusqu'ici que des fièvres continues, c'est-à-dire de celles qui sont le moins défavorables à la doctrine que nous combattons. Lorsqu'on arrive aux fièvres intermittentes, on sent davantage encore combien est défectueuse la nouvelle théorie. Elles consistent, comme on sait, dans des accès qui offrent au milieu de phénomènes variables et d'un trouble général des fonctions, trois stades successifs, marqués, le premier par le frisson, le second par la chaleur, et le troisième par la sueur. Rien n'indique pendant la vie qu'elles aient un siège spécial, et l'absence de toute lésion chez ceux même qui succombent avec quelques signes d'une congestion particulière, nous laisse dans une grande ignorance sur ce point important de leur histoire.

Toutefois ces fièvres sont devenues des irritations ou des phlegmasies intermittentes qui frappent un seul viscère dans les fièvres pernicieuses, qui se disséminent avec le sang sur toutes les parties intérieures dans les fièvres intermittentes ordinaires : c'est au moment du frisson que ces irritations s'établissent. Le retour de la chaleur à la peau indique le moment où l'irritation abandonne les parties intérieures. Le quinquina prévient de nouveaux accès parce qu'on l'administre dans l'absence de la phlegmasie, ou parce qu'on le porte dans un autre viscère que celui qui est affecté, ou bien enfin, parce qu'une irritation en détruit une autre. Nous répondrons par des faits à ces laborieuses explications. La mort a souvent lieu dans le frisson, il est vrai, mais elle peut avoir lieu dans la chaleur. Un des médecins qui a le plus eu d'occasions d'observer les fièvres pernicieuses, le docteur Lind, a vu constamment la mort survenir dans le second stade, c'est-à-dire, après la cessation de la prétendue phlegmasie. Le quinquina agit souvent dans les fièvres subintrantes comme dans celles qui ont une longue intermission; il est alors administré dans le déclin d'un accès, et loin d'exaspérer les symptômes, comme il le ferait inévitablement dans une inflammation, il en prévient le retour; il le fait dans la fièvre intermittente cardialgique elle-même, où il est en contact avec la membrane que l'on suppose être enflammée. Quant à la guérison d'une irritation par une autre, d'une gastrite très-intense par une dose énorme de quinquina, portée dans l'estomac même, elle est trop en opposition avec la théorie nouvelle, et même avec la raison, pour qu'elle puisse être l'objet d'un examen sérieux. Nous ajouterons enfin, qu'en admettant, pour expliquer les phénomènes que présentent les fièvres intermittentes, une sorte d'émigration du sang qui, au moment du frisson, abandonnerait les vaisseaux capillaires de la surface du corps, pour se porter dans ceux des parties intérieures, et serait pendant le second stade, refoulé vers l'intérieur; en admettant, dis-je, cette théorie, on serait conduit à voir dans les fièvres intermittentes une maladie de tout le système capillaire et non plus une affection locale.

Nous bornerons là ces considérations dans lesquelles nous avons cherché à démontrer que dans l'état actuel de la science, on doit admettre des fièvres idiopathiques, c'est-à-dire des affections caractérisées par une marche aiguë, par un trouble général des fonctions, indépendant de toute affection locale primitive, et ne laissant après la mort dans les organes aucune altération manifeste à laquelle on puisse attribuer les phénomènes qui les caractérisent. Nul doute qu'il ne fût plus satisfaisant pour l'esprit, de reconnaître que le trouble des fonctions est constamment produit par une lésion déterminée dans la texture des organes auxquels ces fonctions appartiennent. Mais faut-il admettre des lésions là où les sens n'en découvrent pas, et ne vaut-il pas mieux avouer qu'elles nous échappent ? Les fièvres ne sont d'ailleurs pas les seules maladies dans lesquelles l'anatomie pathologique ne nous éclaire pas ; dans le rhumatisme, dans les névralgies, dans la manie, elle ne nous apprend rien, bien que le trouble spécial d'une fonction semble nous indiquer l'organe qui doit appeler notre attention et nos recherches. L'anatomie pathologique a fait faire de grands progrès à la médecine ; mais comme toutes les autres parties de la science, elle a aussi ses écueils : l'ouverture des cadavres nous montre à-la-fois les altérations de tissu qui ont précédé et produit les symptômes, celles qui sont survenues pendant le cours de la maladie, celles qui se sont formées dans les derniers momens de la vie, et d'autres qui sont postérieures à la mort ; elle nous présente aussi dans les organes, des variétés de volumes, de couleur, de consistance, qui peuvent n'être pas incompatibles avec la régularité de leurs fonctions. On sent combien il est important de distinguer toutes ces modifications, et dangereux de les confondre.

On a dit et répété que souvent, à l'ouverture des

cadavres, on a trouvé des traces manifestes de phlegmasie, chez des individus qui avaient été considérés pendant leur vie, comme étant atteints de fièvres idiopathiques : nous conviendrons qu'il en est quelquefois ainsi, et nous pensons qu'en proclamant cette vérité on a été utile à la science : mais nous ajouterons que plusieurs fois aussi, on n'a trouvé aucune lésion appréciable chez tel sujet qu'on avait regardé comme atteint d'une inflammation, et les conséquences opposées, que l'on déduirait de ces erreurs réciproques, n'auraient aucun poids.

Nous remarquerons en terminant ce Mémoire, que la question relative à l'existence des fièvres est peut-être dans le fond moins importante qu'elle ne le paraît au premier abord. Il ne s'agit en effet que de changer le nom de quelques maladies dont les causes, les symptômes et la marche ont été bien observés et bien décrits, et auxquelles presque toutes les méthodes de traitement ont été essayées et jugées. Ce n'est pas sous cet aspect que les choses se montrent aux fauteurs du nouveau système; mais si nous ne nous trompons pas, c'est à-peu-près à cela que se réduira un jour cette grande question.

FIN.

Imprimerie de MIGNERET, rue du Dragon n.° 20.

www.ingramcontent.com/pod-product-compliance
Ingram Content Group UK Ltd.
Pitfield, Milton Keynes, MK11 3LW, UK
UKHW021152230726
13926UKWH00001B/52

9 782016 178607